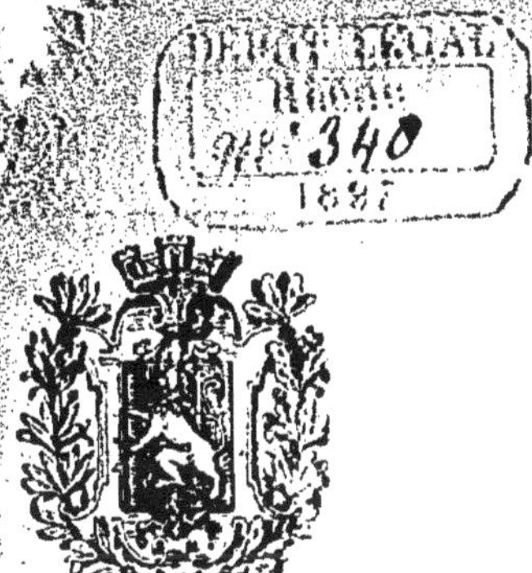

DE
L'IODOTHYRINE

(THYROÏODINE)

ET

SON ACTION THÉRAPEUTIQUE

DANS LES GOITRES

Par le D' Nicolas CRITCHMAROFF

LYON

A.-H. STORCK, ÉDITEUR

1897

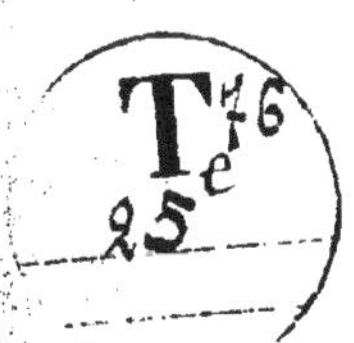

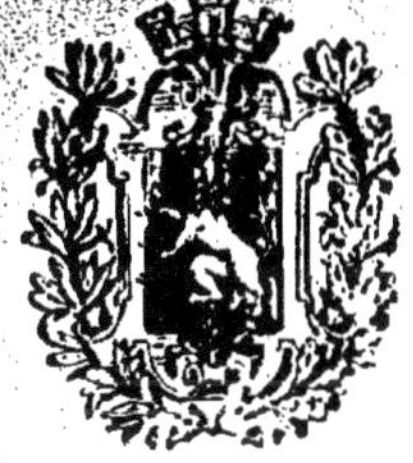

DE

L'IODOTHYRINE

(THYROÏODINE)

ET

SON ACTION THÉRAPEUTIQUE

DANS LES GOITRES

Par le D' Nicolas CRITCHMAROFF

LYON

A.-H. STORCK, ÉDITEUR

1897

INTRODUCTION

Les articles parus sur les travaux récents relatifs au corps thyroïde disent que son entrée triomphale dans l'arsenal thérapeutique, ses belles promesses tenues et au delà, sans qu'une seule restriction vienne démentir les premiers résultats annoncés, ont suffi pour appeler l'attention des chercheurs sur le corps thyroïde et expliquent le nombre des travaux parus depuis quelques années sur sa morphologie et sur sa fonction.

Tous les points de l'histoire du corps thyroïde ont été l'objet d'études nouvelles.

Depuis longtemps, physiologistes et cliniciens avaient noté les symptômes que créait l'ablation du corps thyroïde et les phénomènes qui sont le fait de certaines hypertrophies glandulaires, telles que le goitre charnu et la maladie de Basedow..

Johnston le premier a nettement montré l'antagonisme clinique des maladies capables d'être expliquées par une hyper ou par une hypothyroïdisation de l'organisme.

Il oppose au basedowien le myxœdémateux au corps

thyroïde atrophié, aux habitudes frileuses, aux téguments froids et bouffis, au pouls lent, aux mouvements rares et torpides, à l'intelligence endormie.

Le basedowien, c'est le malade sans cesse en mouvement, aux sueurs profuses, qui se plaint de chaleur. C'est le malade maigre, au pouls rapide et dont l'état mental a pour note principale hyperexcitabilité (hallucinations, etc.)

De cette opposition clinique sont sorties des déductions d'ordre thérapeutique ; on s'est demandé si chez les myxœdémateux qui sont en état, pensait-on, d'hypothyroïdisation, un traitement thyroïdien ne donnerait pas des succès. On a pensé que les exophtalmiques qui sont des hyperthyroïdisés étaient susceptibles d'un traitement thérapeutique d'ordre chirurgical.

Mais nous avons à insister sur le traitement thyroïdien proprement dit ; il a été institué de façons différentes ; il tend à devenir aujourd'hui plus précis, plus scientifique.

Nous envisagerons successivement les résultats obtenus avec le corps thyroïde en nature, avec les extraits, avec les produits isolés de ces extraits.

Ces trois pratiques si différentes répondent aux trois phases qu'a parcourues successivement la thyrothérapie.

C'est avec le corps thyroïde en nature qu'ont été faits les premiers essais. On délaissa vite les injections du suc thyroïdien et en 1892, Howitz fit ingérer le premier des lobes glandulaires.

Nous nous contentons de rappeler à grands traits les points capitaux du traitement qui consiste à prescrire un lobe du corps thyroïde du mouton, tous les jours, pendant quatre à cinq jours, puis continuer le traitement à dose plus faible (un lobe tous les deux jours pendant quatre à cinq semaines).

Cette méthode d'ailleurs n'avait rien de fixe ; elle demandait à être surveillée de très près ; et l'on devait, jour par jour, tenir compte des phénomènes de « démyxœdémisation » sous peine d'accidents et de mort, il fallait saisir l'instant précis où le résultat cherché devait s'obtenir : rester en deçà exposait à des améliorations trop peu satisfaisanites ; aller au delà faisait courir des dangers. A la moindre aleite, suspendre le traitement s'imposait.

On s'aperçut vite des inconvénients nombreux qu'a l'emploi de la glande en nature. Sans compter qu'il n'est pas toujours aisé de se procurer, en temps voulu, des corps thyroïdes frais, on courait la chance d'avoir des produits d'une activité variable avec l'âge, le volume, l'état anatomique des lobes thyroïdes absorbés.

Cette considération de haute valeur a donné l'idée d'employer des extraits qui se sont montrés plus efficaces que la glande en nature quand ils sont bien préparés.

L'extrait est la base des tablettes thyroïdiennes dont la fabrication a été presque exclusivement, il y a deux ou trois ans, un monopole anglais.

Dans les goitres les succès ne se comptent plus. Les diverses formes de myxœdème (congénital, opératoire, endémique) sont rapidement améliorées par les extraits.

La tétanie, la chlorose, l'albuminurie chronique, l'adénite, la menstruation précoce, le rachitisme (Heubner), hypertrophie cardiaque de croissance ont été traités par l'extrait thyroïdien avec des résultats trop variables et trop peu nombreux pour qu'ils puissent servir à se faire une religion.

C'est seulement dans ces dernières années que Baumann et Roos de Fribourg ont découvert l'iodothyrine, qui d'après eux serait plus active que les extraits thyroïdiens et les préparations iodurées dans le traitement des goitres charnus.

Sur sa découverte et préparation, nous donnons des détails dans notre chapitre III.

L'iodothyrine (thyroïodine) et son action thérapeutique feront l'objet de notre thèse.

Pendant que nous suivions le service de M. le professeur Poncet, plusieurs cas de goitres se sont présentés. Dans quatre seulement on a jugé bon d'employer l'iodothyrine, dont nous rapportons les résultats obtenus dans un chapitre spécial de notre travail.

Dans un autre chapitre et dans l'historique nous rapportons d'autres observations d'auteurs étrangers traités par les extraits et par l'iodothyrine.

Nous avons cru devoir diviser notre travail de la façon suivante :

Chapitre Ier : Historique ;

Chapitre II : Échanges interstitiels dans le traitement thyroïdien ;

Chapitre III ; Découverte et préparation de l'iodothyrine (thyroïodine) ;

Chapitre IV : Emploi et doses de cette substance dans l'hypertrophie thyroïdienne ;

Chapitre V : Observation (avec dessins) ;

Chapitre VI : Conclusions.

Arrivé au terme de nos études, il nous reste une dette de reconnaissance à acquitter envers nos maîtres dévoués de la Faculté et des Hôpitaux qui ont guidé nos premiers pas dans la science et nous ont prodigué pendant toutes les années de nos études tout le trésor de leur expérience.

M. le professeur Poncet nous a inspiré notre travail inaugural, il a eu la bonté de diriger nos recherches, et il nous fait encore l'honneur de présider notre thèse, qu'il reçoive nos plus vifs remerciements pour son extrême bienveillance à notre égard.

Nous adressons aussi nos sincères remerciements à MM. les professeurs Hugounenq et Soulier, leurs conseils nous ont été d'un grand secours pour mener notre travail à bonne fin.

Un merci sincère à M. le docteur Rivière, attaché à la clinique chirurgicale de M. Poncet et aux très aimables et sympathiques internes des hôpitaux, MM. Briau et Delore, qui nous ont aidé aussi dans notre travail.

CHAPITRE PREMIER

HISTORIQUE

L'iodothyrine et son action thérapeutique dans les goîtres sont de date toute récente.

C'est en 1895-1896 pour la première fois que les professeurs Baumann et Roos de Fribourg, ont écrit (dans le journal *Zeitsch. f. physiologische Chemie*) deux articles sur la découverte et la préparation de l'iodothyrine.

Dans la même année Baumann a écrit dans le journal *Münchener medical* un autre article : « l'iodothyrine » (*Ueber das Jodothyrin*).

Après leur découverte des expériences ont été faites par les mêmes auteurs sur les goîtres par cette médication à Fribourg dans les cliniques de MM. les professeurs Tomas, Treupel et le docteur Eschbocher.

Par leurs expériences les auteurs démontrent ce fait remarquable que l'action de l'iodothyrine sur les goîtres (surtout les goîtres parenchymateux) est plus rapide que celle des glandes fraîches et des extraits.

En 1896 Hildebrandt (*Berlin. Klin. Wochenschr.*) a fait des expériences qui ont consisté à extirper la glande thyroïde chez des chiens et les a traités par l'iodothyrine après l'apparition du syndrome thyréoprivo.

Ces expériences ont conduit l'auteur à formuler les conclusions suivantes :

1° L'iodothyrine est seule capable de faire disparaître le syndrome qui apparaît après l'extirpation de la glande thyroïde et de maintenir en vie les animaux thyroïdectomisés ;

2° Elle représente le principe actif de la substance thyroïde ;

3° La glycosurie et l'albuminurie qu'on observe quelquefois chez les animaux thyroïdectomisés pendant les accès de tétanie semblent disparaître sous l'influence de la thyroïodine ;

4° Les iodures n'influencent pas la tétanie consécutive à l'extirpation de la glande thyroïde ;

5° L'administration de l'iodothyrine ne fait pas apparaître l'iode dans l'urine ;

L'iodothyrine est donc retenue par l'organisme.

M. Hennig (*Ueber Thyrojodine, München med. Wochenschr.* 1896) n'a eu que des mécomptes avec les glandes thyroïdes en nature ou les tablettes, a essayé l'iodothyrine à la dose de 30 centigrammes à 3 grammes par jour suivant les cas. Il a constaté l'efficacité tout à fait merveilleuse de cette substance dans l'obésité où il a obtenu des diminutions de poids de 1 à 5 kilogrammes par semaine, bien que pendant le traitement les malades n'aient suivi aucun régime alimentaire particulier.

Malgré cette perte considérable de poids on n'observa

chez ces malades aucune complication. Pas d'albuminurie, ni de glycosurie.

Dans le goitre de la maladie de Basedow, les effets sont peu accusés. Le cou diminue un peu de volume, les malades se sentent mieux, mais dans aucun cas il ne peut être question de guérison, pas même d'amélioration notable.

Le fait que l'ouïe peut s'améliorer sous l'influence de la thyroïdine, ce qui a été observé dans quelques cas de myxœdème (Kinnient Starr), a suggéré à M. le docteur Vulpius (de Weimar) l'idée d'avoir recours à cette médication chez des sujets non myxœdémateux atteints de sclérose de l'oreille moyenne.

Les résultats qu'on a obtenus par ce traitement permettent de supposer que la thyroïdine peut rendre de réels services dans certains cas non invétérés d'affaiblissement de l'ouïe par suite d'épaississement du tympan et de la diminution de la mobilité des osselets. En effet dans plusieurs cas de cette affection ayant résisté à tous les moyens employés antérieurement pour la combattre M. Vulpius a vu survenir, sous l'influence de la médication thyroïdienne, une amélioration remarquable de l'acuité auditive, qui s'est parfois manifestée au bout de quatre ou six jours.

Le médicament a été administré en tablettes contenant chacune 30 centigrammes d'extrait de corps thyroïde. Aux adultes on faisait prendre une tablette par jour, parfois deux tablettes au début du traitement et aux enfants une demi-tablette.

Le traitement continué pendant quatre à cinq semaines avec des intervalles de repos de deux ou trois jours.

Si au bout de deux semaines aucune amélioration de la

N. CRITCHMAROFF.   2 capacité auditive ne se faisait sentir, comme le fait se produit chez plusieurs malades atteints de scléroses anciennes avec ankylose stapédienne, on suspendait le traitement.

Dans la séance du 12 février 1895 du club médical de Vienne, M. Hock a présenté un enfant de vingt et un mois atteint de myxœdème, chez lequel l'état physique et psychique s'est beaucoup amélioré sous l'influence de l'extrait fluide de glande thyroïde. M. Hock a montré aussi un enfant de quatre ans atteint d'idiotie traité par l'extrait thyroïde. On observe en pareil cas une amélioration de la marche et de l'état psychique, mais jamais une guérison complète.

M. Kossowitez relate l'observation d'un jeune homme de vingt ans atteint de myxœdème et de crétinisme, chez lequel le traitement thyroïdien a eu des effets remarquables sur la croissance (augmentation de la taille) et a produit, en outre, une amélioration considérable. L'orateur attire l'attention sur la voussure exagérée que présente le palais de son malade; il considère ce signe comme un moyen de différencier le crétinisme d'avec l'idiotie.

A la Société médicale des hôpitaux, séance du 17 janvier 1896, M. Bourneville présente six enfants atteints d'idiotie myxœdémateuse chez lesquels la médication thyroïdienne a eu une action manifeste sur l'accroissement de la taille et la diminution de l'obésité.

M. Marfan. Les très jeunes enfants supportent mal le traitement thyroïdien.

Chez plusieurs d'entre eux, il a suffi de la dixième partie du quart d'un lobe thyroïdien du mouton pour déterminer une élévation considérable de la température, une accélération du pouls.

M. Stabel à la Société de médecine berlinoise, séance du 22 janvier 1896, rapporte qu'il a prescrit des tablettes dans vingt-six cas de goître, a vu dans deux cas une guérison complète : la tumeur n'avait pas reparu neuf mois après toute cessation de traitement. Dans les vingt-quatre autres observations il n'y a eu qu'amélioration.

Dans trois cent cinquante cas de goîtres non kystiques, Bruns a obtenu :

1° Des guérisons qui s'élevaient à 8 p. 100 ;

2° Les cas rebelles montaient à 25 p. 100 ;

3° Dans les autres cas (67 p. 100), l'auteur a eu, grâce à l'emploi des tablettes anglaises, des améliorations d'autant plus rapides (deux à quatre semaines) que le sujet était plus jeune, et que le goître était d'apparition plus rapprochée.

Dans les trois quarts de ces observations, Bruns, malgré la cessation du traitement, n'a pas constaté de récidive.

MM. W.-M. Ord et E. White, après une série d'observations sont arrivés aux conclusions suivantes :

1° La quantité d'urine augmente ;

2° La quantité totale de l'azote dégagé par l'urine est plus élevée que celle introduite par les aliments ;

3° On ne remarque pas une influence essentielle sur le rendement du phosphore et du chlore ;

4° L'azote dégagé en plus est principalement rendu comme urée ;

5° Le poids du corps diminue assez rapidement.

M. Nopier constate aussi un rendement élevé de l'urée

et de l'urine sous l'influence de la thyroïdothérapie chez les myxœdémateux.

F. Vermehren communiqua alors les expériences sur les échanges chez les myxœdémateux.

Chez trois personnes âgées nonmyxœdémateuses le rendement d'azote pendant la période de thyroïdothérapie s'éleva de 14,5 à 18 gr., de 8,2 à 12 gr., de 10,7 à 17,5 gr. Après la cessation du traitement le rendement de l'azote prenait une décroissance lente.

MM. Bleibren et Wendelstadt ont fait une expérience d'une manière minutieuse sur les échanges intimes des tissus sur l'un des auteurs. Il y avait lieu à la suite de l'administration de la thyroïde une élévation du rendement de l'Az et dans une telle proportion que la sixième partie de la perte du poids de la personne en expérience devait être attribuée à la destruction des substances azotées. Ce rendement élevé de l'azote pendant l'introduction de la glande thyroïde ne pouvait pas être sensiblement empêché par l'introduction élevé des hydrates de carbone, tandis que chez la même personne ne recevant pas la glande thyroïde, déjà après une introduction élevée moyennement des hydrates de carbone, il se produisait un résidu de l'azote. Les auteurs arrivèrent donc à cette conclusion que la perte dans le poids du corps pendant l'administration du corps thyroïde est due à la décomposition des corps azotés.

De très intéressantes expériences ont été faites par E. Roos au laboratoire de Baumann sur le rendement de chlore et de phosphore. Après qu'il a trouvé chez un goitreux, qui en tout cas n'était pas soumis à une diète stricte, que le rendement de l'Az était conservé en équilibre, que le dégagement du NaCl, PhO⁵ était parfois élevé, il passa aux expériences sur les animaux pour avoir des résultats plus précis.

Après des observations très minutieuses il en tirait les faits suivants :

La substance du corps thyroïde influence dans les plus grandes doses à un rendement élevé du Na, NaCl et PhO⁵.

L'augmentation du rendement de Cl dure une courte période (deux, trois jours) ; c'est tout le contraire pour PhO⁵ et Na. Chez le chien sans corps thyroïde, l'influence de la glande thyroïde administrée sur le rendement de l'azote et Cl est un peu plus forte que chez le chien sain, tandis que le rendement de l'acide phosphorique est moins élevé que chez le chien normal. La substance du corps thyroïde occasionne une décomposition des corps albuminoïdes et des tissus graisseux, et agit comme diurétique. D'après les recherches de Roos il paraît que le corps thyroïde a aussi une grande influence sur les échanges de l'acide phosphorique dans les tissus.

Peut-être faut-il comprendre cette influence, dans ce sens, comme M. Roos indique sur l'accroissement arriéré des os et sur le retard de l'accroissement chez les crétins, que sans le corps thyroïde le PhO⁵ ne peut pas être assez assimilé.

Enfin il faut encore citer l'expérience de K. Bürger qui a étudié l'action du corps thyroïde cru sur lui-même. De deux séries d'expériences l'une de quatorze jours, l'autre de onze jours, il résultait toutes les fois une élévation assez considérable de rendement de l'azote ainsi que de l'acide phosphorique.

En résumé, en ce qui concerne le rendement de l'urée

ou de l'azote, à la suite de la littérature ici envisagée, on peut dire le suivant :

Dans presque tous les cas, sous l'influence de l'emploi de diverses préparations du corps thyroïde, a lieu une élévation du rendement de l'urée ou de l'azote. Dans beaucoup de cas ce rendement est tellement élevé qu'on doit admettre une décomposition des corps azotés (Ord et White, Wermehrem, Denning, Bleibtren, Wendelstadt, Roos, Bürger, Treupel, etc.). Dans quelques cas (personnes saines, maladie de Basedow) on a réussi par un mode choisi de nutrition d'empêcher cette décomposition des substances azotées de l'organisme (Scholtz, Richter).

Il est très probable que les particularités individuelles ont une influence décisive, ou du moins assez considérable sur la prononciation plus ou moins haute de l'action du corps thyroïde sur l'azote dans l'organisme.

CHAPITRE II

OBSERVATION I

De la clinique médicale à Fribourg du professeur agrégé G. Treupel

J.-G. Bossert de Bischoffingen, âgé de quarante-six ans, se plaignait de douleurs dans l'articulation de la hanche droite, manque d'appétit et de sommeil. Son état à la rentrée dans la clinique était le suivant : aspect jaune pâle. Dans le cou à droite un stroma de consistance dure.

Les organes respiratoires ne présentaient rien, à part une bronchite légère. L'abdomen est mou, la rate augmentée de volume (16 : 8) et palpable. Dans la région iléo-cœcale droite, on aperçoit dans la profondeur, à quatre travers de doigt au-dessus de l'arcade de Poupart, une tumeur de grosseur d'une pomme, de consistance dure, inégale, immobile, sortant des parois du bassin.

La tumeur est douloureuse à la palpation. Les apophyses épineuses des deux dernières vertèbres lombaires sont sensibles à la palpation.

La région au-dessus de l'épine iliaque postéro-supérieure montre une tuméfaction élastique. L'examen du sang ne donne aucune augmentation de globules blancs.

Pendant quatorze jours le malade a pris la thyroïodine.

Après quatorze jours (le malade était dans l'intervalle chez lui), le stroma est devenu plus gros et l'état général plus grave.

La laryngoscopie montre une paralysie du nerf récurrent droit. Du 3 au 16 novembre, le malade reçoit tous les jours la poudre de thyroïodine.

La tumeur du lobe droit n'est pas modifiée. Apparaissent les palpitations du cœur et le pouls devient arhytmique.

4 décembre. — Vapeurs légères vers le manubrium sterni, l'os sternal très sensible à la pression. Forte leucocytose.

9 décembre. — Mort.

Le diagnostic était le suivant :

Sarcome sortant probablement des parois osseuses du bassin avec métastase dans le poumon et cordes thyroïdes.

Il est encore à remarquer que le malade avant l'administration de la thyroïodine a reçu la liqueur de Fowler.

Et à noter encore que le malade pendant tout son séjour à l'hôpital a eu une température légèrement élevée.

Pour mieux faire sortir l'influence sur l'échange dans les tissus, M. Treupel indique les rapports de la température plus soigneusement, afin de démontrer que les modifications dans le domaine des substances azotées ne dépendaient pas de la fièvre.

Suite de l'observation

DATE	TEMPÉRATURE		POULS		POIDS du corps	DATE	TEMPÉRATURE		POULS		POIDS du corps
	MATIN	SOIR	MATIN	SOIR			MATIN	SOIR	MATIN	SOIR	
6 nov. 1895	37 7	38.2	96	»	»	8 déc. 1895	37.6	38.6	120	»	»
7 —	37.6	38.5	92	96	62,5	9 —	37.2	38.2	»	»	»
8 —	37.9	38.9	100	84	»	10 —	38.0	38.0	104	»	»
9 —	37.2	38.4	84	»	»	11 —	37.4	38.4	»	»	»
10 —	37.3	38.2	104	104	»	12 —	37 2	38 1	»	»	»
11 —	36.7	38.0	96	92	»	13 —	37.4	38.1	»	»	60,5
12 —	38.1	37.8	100	»	»	14 —	37.1	38.3	»	»	»
13 —	38.1	38.3	100	96	»	15 —	36.9	38.3	102	»	»
14 —	37.8	38.4	100	104	»	16 —	37.4	38.5	»	»	»
15 —	38.1	38.5	108	»	»	17 —	37.1	38.1	»	»	»
16 —	37.9	38.8	104	96	63,0	18 —	37.3	38.2	»	»	»
17 —	37.4	38.6	100	»	»	19 —	37.1	38.2	»	»	59,5
18 —	37.7	38.4	104	»	»	20 —	36.9	38.3	102	»	»
19 —	37.9	38.5	112	»	»	21 —	37.1	37.9	»	»	»
20 —	37.8	38.3	104	108	»	22 —	37.0	38.3	»	»	»
21 —	37 5	»	116	»	»	23 —	37.0	37.9	»	»	»

De ce tableau il ressort nettement que la marche de la température n'était pas modifiée pendant l'administration de la thyroïodine de Baumann. Le pouls n'est pas non plus en général modifié; ce n'est qu'il devenait arythmique avec apparition des palpitations du cœur.

Il s'agissait maintenant de déterminer la quantité d'urée dégagée dans les urines journellement pendant un certain temps pour observer l'influence de la tyroïodine sur ce rapport. Comme on peut voir dans ce deuxième tableau, trois jours avant le commencement du traitement avec la tyroïodine le malade avait un poids équilibré de l'azote.

Aussitôt après l'administration de la tyroïodine, la quantité journalière d'urine augmentait en accroissant en même temps le poids d'urée dégagée de l'urine.

Fait on le compte de la quantité totale de l'Az dégagé dans les urines par l'urée déterminée à l'aide de l'hypo-bromite de soude, et compare-t-on avec la quantité de l'Az introduit par les aliments, on voit que l'état d'équilibre d'Az existant précédement est détruit en faveur de l'augmentation de dégagement de l'Az. Et parallèlement avec cet état d'augmentation, on remarque une diminution assez rapide du poids du corps.

Il est très intéressant à noter que nulle part on n'ait trouvé du sucre, ou autre substance réductible dans l'urine, malgré l'examen très attentif et fréquent.

(Voir le tableau ci-après.)

| DATES | Quantité d'urine en cmc | Poids spécifique à 15° C | Réaction | Albumine, sucre | | URÉE | | Urée Az en gr. | Quantité totale Az en gr. | Az introduit par les alim. | Poids du corps | REMARQUES |
						0/0	Quantité totale en g.					
29/30 X 95	1020	1018	Acide	Traces	0	2.2	22.4	10.4	13.0	15.0		
30/31	1300	1016	—	—	0	2.25	23.3	13.1	17.4	15.0		
31 X/1 XI 95	1300	1013	—	—	0	1.9	24.7	11.5	14.4	14.4		
1/2	1200	1015	—	—	0	2.2	26.4	12.3	15.4	15.5		
2/3	1400	1013	—	—	0	1.8	25.2	11.8	14.8	14.8	66.5	
3/4	1500	1015	—	—	0	1 6	24.0	11.2	14.0	14 3		Tous les jours 1 gramme de thyroïdine en poudre égale à 1 gramme de corps thyroïde frais. Pas d'acétones, pas d'acide acétique dans l'urine.
4/5	1650	1013	—	—	0							
5/6	1550	1015				1.65	27.2	12.7	15.9	14.6		
6/7	2050	1015	—	—	0	1.6	24.8	11.6	14.5	14.9	66.0	
7/8	1650	1016	—	—	0	1.45	29 7	13.9	17.4	14.8		
8/9	2000	1014	—	--	0			14.7	18.4	15.9		
9/10	2000	1017				1.9	31.4	17.2	21.5	15.4		
10/11	2050	1013	—	--	0							
11/12	1900	1015				1.75	36.8	16.7	20.9	15.7		
12/13	1950	1014	—	—	0	1.7	35.4	17.2	21.5	15.6	60.5	
13/14	1950	1015	—	—	0	1.8	36.9	15.1	18.9	15.5		
14/15	1900	1015	—	—	0	1.7	32.3	18.2	22.7	14.3		
15/16	2200	1014				1.8	39.0	16.4	20.5	14.8		
16/17	1900	1015	—	—	0	1.7	35.3		21.0			
17/18	1900	1013	—	—	0	2.0		16.8	23.4			
		1015	Acide	Traces	0	1.9	36.1	16.8	21.0	15.0	59.5	

Si on prend le rendement et le reçu dans les trois périodes : avant, pendant la thyroïdothérapie et après, six jours de chaque période on a le tableau suivant :

	URÉE RENDUE EN GR. DANS SIX JOURS		DANS SIX JOURS AZ. RENDU EN GR.		L'AZ. INTRODUIT PAR LES ALIMENTS	
	Quantité totale	Quantité moyenne	Quantité totale	Quantité moyenne	Quantité totale	Quantité moyenne
Avant . . .	152.0	25.4	89.0	11.8	88.0	11.7
Pendant. . .	219.0	36.5	127.7	21.3	91.5	15.3
Après. . .	190.2	31.7	111.2	18.5	72.9	12.2

De ce tableau, il ressort qu'il y a une augmentation relativement considérable d'urée et par conséquent rendement de l'Az.

Que ce rendement élevé qui se fait aux dépens des albumines du corps doit être considéré probable dans notre cas, où il s'agit d'une maladie chronique grave. Il ne faut pas en conclure, que le rendement élevé de l'Az après l'administration du corps thyroïde se passe toujours aux dépens des albumines ; il est prouvé par de nouvelles expériences que, fréquemment, du moins chez l'homme bien portant, l'introduction des tablettes du corps thyroïde provoque facilement une perte dans le poids du corps sans que l'équilibre de l'Az de l'organisme devienne négatif.

Mais il est très probable que cette action par trop énergique des préparations thyroïdes relève de l'idiosyncrasie des malades.

Comme on voit dans cette observation il s'agissait d'un cas où la question était posée : si le stroma du cou a quelque rapport avec une tumeur coexistant en même temps dans les os du bassin, et si ces deux tumeurs sont indépendantes l'une de l'autre.

Influence de la thyroïdothérapie sur les échanges nutritifs chez les goîtreux, par MM. Arthur IRSAY, BERNHARD, VAS et GÉZA GARA.

Les expériences des auteurs ont porté sur trois malades. Les conclusions sont les suivantes :

1° Le goître a diminué dans les trois cas;

2° Le poids du corps a diminué d'un kilogramme dans un cas, de 2 kilogrammes dans les deux autres. La diminution est proportionnelle à la durée du traitement et à la dose ingérée;

3° La quantité d'urine augmente par l'administration des préparations thyroïdiennes;

4° L'augmentation de l'excrétion d'azote paraît due surtout à la fonction urinaire;

5° Cette augmentation s'est chiffrée par un bilan négatif de 5 gr. 46, 5 gr. 72 et 4 gr. 34 d'azote : la perte d'azote représente donc une minime partie de la perte du poids corporel. Le rôle que jouent dans cette perte les substances grasses ne pourrait être déterminé que par des recherches sur les échanges gazeux de la respiration;

6° L'excrétion d'acide urique, dans les deux cas où cette

substance a été mesurée, a paru notablement augmentée ;

Cette augmentation coïncide surtout avec les jours de traitement et fournit souvent, dans cette période, des chiffres considérables. Cette excrétion paraît liée à l'augmentation du nombre des leucocytes ;

L'examen du sang chez les malades traités par les préparations thyroïdiennes n'a pas été toujours concordant, néanmoins la plupart des auteurs admettent une augmentation du chiffre des leucocytes ;

7° L'excrétion de chlorure de sodium et d'acide phosphorique est constamment en augmentation.

TREUPEL. — Recherches sur la nutrition dans un cas de myxœdème traité par l'iodothyrine et recherches expérimentales (*Münch. med. Woch.*, **1896.**)

Jeune fille de seize ans, taille 1 m. 28, habitus spécial du myxœdémateux, traitée une première fois par la glande thyroïde en tablettes. Elle est soumise une seconde fois à l'iodothyrine pendant six jours (2 grammes par jour).
Avant l'administration :

Apport d'Az. 18,02. Élimination d'Az. 17,88
Pendant :
— 16,20 — 20,00
Après :
— 15,65 — 21,59

Dans ses recherches sur les animaux, l'auteur administre l'iodothyrine à la grenouille et constate une accumulation d'iode dans la glande thyroïde ; résultat négatif chez le lapin.

De la destruction des substances albuminoïdes dans le traitement thyroïdien (1)

Pour contrôler les recherches d'après lequelles l'amaigrissement consécutif au traitement thyroïdien serait dû à la destruction de substances albuminoïdes, l'auteur a procédé de la façon suivante :

Un individu bien portant a été soumis à un régime alimentaire calculé de telle façon que les aliments ingérés présentassent la quantité de calories nécessaires au fonctionnement de son organisme.

Après une période préparatoire de six jours il a été soumis pendant quatre jours au traitement thyroïdien (2 grammes pendant le premier jour, 3 grammes pendant les deux jours suivants, 4 grammes pendant le quatrième jour) et tenu ensuite en observation pendant trois jours.

Pendant toutes les périodes, on faisait le dosage exact de l'urine et des matières fécales, le dosage des aliments toujours les mêmes pendant tout le cours de l'expérience ayant été fait dès le début.

Ces recherches ont montré que bien que le traitement thyroïdien ait amené à la fin de l'expérience un amaigrissement de 2 kilogrammes, cet amaigrissement ne tenait pas à la destruction des substances albuminoïdes de l'organisme ; les chiffres ayant montré qu'il est resté dans l'organisme une réserve de 20 gr. 1 de substance albuminoïde à la fin du traitement thyroïdien et de 75 grammes à la fin de la période d'observation.

(1) Richter (*Centralb. f. innere Med.*, 1893 et *Gazette hebdomad.*, 1896.

CHAPITRE III

Dans ce travail de traduction allemande, n'ayant pas trouvé beaucoup de détails dans la littérature française médicale, à part quelques petits résumés dans les journaux de médecine, nous avons cru utile de donner tous les détails sur la découverte et la préparation de l'iodothyrine.

Baumann rapporte dans le journal *Physiologische-Chemie* comment il fut amené, sur les conseils de son collègue M. le professeur Kraske, à faire des recherches au sujet de la tyroïodothérapie. Les observations de MM. Eminghaus et Reinhold, dit-il, nous ont fait connaître que le volume des goîtres diminue notablement après l'administration de l'extrait thyroïde.

« Cette méthode de traitement m'ayant paru devoir être étudiée avec soin, j'ai tenté, par voie expérimentale, l'isolement du principe actif de la glande thyroïde.

« La collaboration de M. le Dr Roos m'a été précieuse pour mener à bien mes travaux, et je dois aussi de la reconnaissance à MM. Beyer et Cie d'Eberfeld, qui ont pu nous fournir en quelques mois seulement la substance active du corps thyroïde de mille moutons.

N. CRITCHMAROFF.

« Une première question se posait : cette substance active est-elle détruite par l'action des acides forts et des alcalis ?

« M. le docteur Roos a déjà communiqué quelques-unes de ses expériences. Il a été démontré qu'on peut faire bouillir la glande thyroïde pendant plusieurs jours dans une solution d'acide sulfurique à 10 p. 100 sans que la glande perde ses principes actifs. Ces derniers se séparent de la solution refroidie, couleur marron, sous forme de précipité floconneux insoluble dans l'eau froide, dans les acides et séparable par filtration. Ce précipité encore humide est traité par l'alcool à 85 p. 100. En le soumettant ensuite à l'action du pétrole éther, on élimine des graisses et des acides gras.

« La substance restée insoluble après cette opération est dissoute dans une solution de soude caustique, puis de nouveau précipitée par l'acide sulfurique dilué ; ce précipité à l'aspect de flocons brun grisâtre.

« Après avoir lavé, filtré et desséché le précipité, on obtient un produit couleur brune, qui représente 02 à 05 du poids de la glande fraîche.

« M. le docteur Roos a démontré par une longue série d'observations chez l'homme et par des expériences sur les chiens que le produit obtenu par la méthode ci-dessus décrite, non seulement contient la substance active de la glande, mais encore la contient en même quatité que la glande fraîche.

« Nous allons maintenant faire connaître avec plus de détails la méthode inaugurée par la maison Bayer et Cie à Eberfeld pour préparer le corps nouveau auquel elle a donné le nom de Iodothyrine (thyroïodine).

« L'iodothyrine est une substance amorphe de couleur brune, qui sous l'influence d'une forte chaleur se décompose en développant l'odeur des bases pyridiques.

« Presque insoluble dans l'eau et difficilement soluble dans l'alcool, elle se dissout facilement dans des solutions alcooliques diluées et s'en sépare de nouveau par les acides. La solution concentrée de soude caustique la décompose lentement à l'aide de la chaleur. Bien que ne donnant par les réactions de l'albumine, elle renferme toujours l'acide phosphorique en combinaison organique ; cependant sa quantité n'est pas considérable et ne dépasse guère 4 ou 5 p. 100 de phosphore. Cette circonstance fait supposer un produit de dédoublement des acides nucléiques indiqué par M. Kossel.

« En même temps d'autres expériences ont démontré que le taux de cette richesse en phosphore ne pouvait plus s'élever malgré des essais de purification plus complète.

« Mais il importe de poursuivre l'analyse de notre substance, qui encore n'est peut-être, elle-même, qu'un produit de dédoublement d'un acide nucléique.

« En tout cas ce qui justifie l'importance accordée à l'iodothyrine c'est qu'elle est un composé iodique où l'iode est en quantité relativement considérable et en combinaison stable.

« Lorsqu'on fait fondre des traces de thyroïdine avec de la soude caustique et du salpêtre, et qu'on dissout cette masse dans l'eau oxydée par l'acide nitrique, le liquide se colore en jaune ; si l'on ajoute encore du chloroforme celui-ci prend une coloration violette après agitation, ce qui décèle la présence de l'iode.

« Si la solution est concentrée et chaude on voit parfois apparaître au moment de l'oxydation des vapeurs légèrement violettes indiquant aussi la présence de l'iode.

« En faisant ces observations je me croyais en présence d'un corps autre que l'iode, mais cette erreur a disparu, car toutes les substances réactives étaient complètement dépourvues d'iode.

« Comme j'avais à ma disposition une quantité suffisante de substance, j'ai fait de la façon suivante la détermination quantitative : 313 grammes de l'iodothyrine ont été mélangés dans un creuset d'argent avec 1, 5 grammes d'hydroxyde de soude humectés préalablement avec quelques gouttes d'eau, et après addition de quelques cristaux de salpêtre fondus de manière à ne pas produire une flamme.

« Cette masse incolore dissoute dans 100 c. c. d'eau débarrassée par filtration du léger trouble et refroidie a été fortement oxydée par l'acide nitrique, puis décomposée par quelques gouttes d'acide sulfurique pour transformer l'iode isolé en acide iodhydrique. Le nitrate d'argent produit dans la solution incolore un précipité jaune foncé qui devient de nouveau incolore après avoir été lavé sur le filtre et traité plusieurs fois par l'ammoniaque.

« L'iodure d'argent déposé sur le filtre pesait 17 grammes, ce qui donnait une proportion d'environ 2, 9 p. 100 d'iode.

« Cet iodure d'argent est soumis à la calcination avec un peu de carbone de sodium et potassium, puis dissous dans l'eau. Cette solution devient jaune après l'oxydation par l'HCl additionnée de quelques gouttes d'eau chlorée; avec l'amidon, elle donne une coloration bleu intense;

elle colore le chloroforme en violet par suite de la mise en liberté de l'iode ; avec le chlorure de palladium elle donne un précipité noir d'iodure de palladium.

« Une substance qui ne contient que 3 p. 100 d'iode doit avoir un poids moléculaire assez considérable.

« J'étais très désireux de savoir si la proportion d'iode s'élève par l'épuration consécutive du produit.

« A cet effet nous avons mélangé 600 grammes de glande thyroïde du mouton dépourvue de graisse avec de la lactose ; puis la lactose a été éliminée au moyen de l'eau et la thyroïodine recueillie non dissoute sur le filtre. La dissolution dans la soude caustique répétée deux fois nous donne après l'addition d'acide sulfurique un produit, dont le poids à 100° est de 1,098 grammes.

« Si l'on chauffe une petite quantité de cette substance avec l'acide sulfurique concentré on voit se dégager des vapeurs d'iode. Ce phénomène n'a pas lieu, lorsqu'on chauffe la substance seule.

« 818 milligrammes de l'iodothyrine fournissent 146 milligrammes d'iodure d'argent pur. On voit donc que la quantité d'iode ne dépasse pas 9,30 p. 100.

« La recherche de l'acide phosphorique faite en même temps ne donne que 0,56 p. 100 de phosphore.

« Par conséquent il est possible que l'acide phosphorique n'appartienne pas au composé de l'iode, car sa quantité n'augmente pas proportionnellement à celle de l'iode pendant la purification de l'iodothyrine.

« Je me crois par suite en droit de conclure que la purification prolongée donnera une proportion d'iode encore plus élevée.

« La présence de l'iode a été constatée dans mes vingt préparations de l'iodothyrine.

« Toutes celles du Dr Roos en présentaient aussi.

« Seules les préparations obtenues en faisant bouillir les glandes avec une solution concentrée de soude caustique ont fourni des réactions faibles et peu caractéristiques et ne contenaient qu'une petite quantité d'iode.

« Les 146 milligrammes d'iodure d'argent obtenus dans la deuxième analyse sont mélangés de nouveau avec le carbonate de sodium et potassium. Cette masse fondue dissoute dans l'eau est séparée de l'argent métallique oxydée par Hcl, et précipité par chlorure de palladium. Enfin le précipité d'iodure de palladium est recueillie sur un filtre d'amiante lavé et desséché à 105°. On place ce filtre chargé d'iodure de palladium dans un tube de Calium Gloss à parois fines de 10 millimètres de diamètre, soudé à l'une de ses extrémités ; avec une baguette de verre on le pousse jusqu'au fond du tube ; sous l'action de la chaleur l'iodure de palladium est décomposé et les vapeurs violet foncé s'élèvent au-dessus du filtre. Par refroidissement lent, ces vapeurs se condensent en jolis cristaux gris foncé d'iode pur, qui recouvrent les parois de verre sur une hauteur de 2 centimètre 1/2 environ. Ces jolis cristaux ne sont que des cristaux d'iode.

« Cette expérience nous prouve définitivement que la glande thyroïde du mouton contient de l'iode en combinaison organique. La glande thyroïde de l'homme nous offre un produit de même nature. Je l'ai rencontré dans la glande thyroïde de deux personnes adultes, dont l'une est morte d'un cancer de l'estomac, l'autre d'une inflammation des poumons.

« On se demandera peut-être : Y a-t-il et en quelle quantité se trouve l'iode dans les goîtres ?

« Je puis répondre facilement à cette question, car je possède chez moi, conservé dans l'alcool un goitre colloïde typique.

« En traitant 100 grammes de sa substance par le procédé indiqué plus haut, j'ai démontré très nettement la présence de l'iode.

« La quantité d'iode m'a semblé moins élevée que dans une glande normale.

« Mais on ne peut encore se prononcer définitivement sur cette importante question, tant que l'on ne sera pas fixé sur la composition chimique normale de la glande thyroïde de l'homme.

« Des recherches ultérieures sont nécessaires.

« Dans la glande thyroïde du porc on a trouvé aussi de l'iodure, mais en quantité moins considérable que chez l'homme et le mouton.

« Le thymus du bœuf au contraire ne contient pas d'iode, ou mieux n'en contient pas une quantité susceptible d'être décelée par notre analyse. La caséine du lait et la substance kératique ne donnent pas davantage les réactions de l'iode.

« La connaissance de l'iodothyrine vient jeter la lumière sur plusieurs composés iodés, faits qui étaient restés inexplicables.

« En première ligne se présente le traitement du goitre par l'iode. On comprend maintenant pourquoi ce dernier donne les mêmes résultats que la thyroïodothérapie, comme l'a démontré tout récemment M. le professeur Rocher. De plus nous pouvons comprendre pourquoi la thyroïodothérapie possède une action bien plus rapide que l'iodothérapie. Car l'iode métallique facilite seulement la production de la matière active, qui s'élabore dans le corps thyroïde normal, tandis que la thyroïodothérapie introduit cette substance elle-même toute formée et prête à manifester ses effets bienfaisants.

« Il ne s'agit pas évidemment de l'action de l'iode libre, ou d'un sel d'iode quelconque, mais de la formation de cette combinaison organique et spécifique d'iode que nous avons réussi autant que possible à isoler dans l'iodothyrine.

« Cette réaction ressemble à celle du fer, qui ne produit tous ses effets thérapeutiques qu'à la condition d'être introduit sous forme de produit organique analogue à l'hémoglobine.

« L'unanimité des savants à propos de l'action de l'iode et de la thyroïdothérapie a amené tout récemment M. le professeur Rocher à rejeter complètement l'existence de l'iode dans la glande thyroïde normale.

« M. Eschirch a obtenu aussi un résultat négatif dans ses expériences, ce qui est compréhensible, puisque en calcinant directement l'organe, illaissait échapper les faibles quantités d'iode qui y étaient renfermées.

« Je me suis assuré qu'en calcinant avec précautions la glande thyroïde sèche de l'homme ou du mouton en présence de la soude caustique et du salpêtre, on peut obtenir une réaction très nette d'iode, on peut dire approximativement la quantité d'iode dans la glande thyroïde de l'homme et du mouton est d'environ 1 milligramme pour un gramme de la glande sèche.

« Mais il ne faut pas croire, que toutes les questions relatives au traitement des goitres sont résolues grâce à ces nouvelles expériences.

« Un fait entre autres qui reste inexpliqué, c'est que l'emploi exclusif de l'eau bouillie a souvent une influence favorable sur le goître.

« Pour déterminer la quantité d'iode contenue dans la glande thyroïde du mouton, on procède de la manière suivante :

« On fait bouillir pendant 4 à 8 heures 25 à 30 grammes de thyroïde sans graisse avec 100 cc. d'acide sulfurique à 10 p. 100 jusqu'à ce que tout soit dissous ; le liquide est refroidi et filtré ; le léger précipité brun obtenu est lavé à l'eau : on le met avec le filtre dans 250 cc. d'alcool à 85 p. 100, et on le traite 2 à 3 fois par l'alcool bouillant. On laisse évaporer cet extrait, on porte le résidu dans un creuset d'argent en ajoutant de la soude caustique et quelques gouttes d'eau ; on le soumet à l'action combinée du fer et du salpêtre. On dissout cette masse fondue refroidie dans l'eau, on oxyde par l'acide nitrique concentré et on l'agite avec 3 à 6 cc. de chloroforme ; la masse contient une quantité suffisante de nitrate pour mettre l'iode en liberté ; la solution chloroformique se colore.

« Au lieu d'acide sulfurique on peut faire agir sur la glande thyroïde le suc gastrique artificiel et alors l'iodothyrine reste insoluble avec les acides...

« De ce précipité en forme de flocons fins on extrait la thyroïdine par l'alcool bouillant, ensuite on procède de la manière indiquée.

« La découverte de la combinaison organique de l'iode dans la thyroïde ouvre à l'expérimentateur un nouveau domaine de recherches.

« Le fait intéressant qu'un organe est capable au milieu

d'une énorme dilution d'accumuler par sélection des éléments introduits dans le courant circulatoire et de les transformer en une combinaison fonctionnelle importante, ne se manifeste nulle part avec plus de netteté que dans le corps thyroïde normal. Il importerait d'étendre les notions physiologiques acquises sur ce point aux autres organes, dont le rôle est encore sujet à discussion.

« Quant à rechercher quels sont parmi tous les organes ceux qui contiennent de l'iode, d'où cet iode tire son origine, et quel est son mode de formation, soit chez les hommes, soit chez les animaux, c'est une question que je n'entreprends pas de traiter ici. — Je ne peux toutefois passer sous silence qu'il existe une riche littérature à propos de la présence de l'iode dans nombre d'êtres ou de minéraux.

« M. Chatin se croit en droit d'affirmer que l'air, l'eau de pluie ou de neige, l'eau des fleuves, toutes les plantes, les boissons fermentées, le lait, les œufs, les sols fertiles, tous contiennent de l'iode. En 1851, Chatin expose une théorie suivant laquelle le crétinisme et le goître seraient surtout développés dans les contrées où l'eau potable contient très peu ou pas du tout la dose nécessaire au corps humain.

« Mais cette théorie soutenue très énergiquement par son auteur a perdu de son intérêt parce qu'elle ne repose que sur une hypothèse sujette à conteste.

« Macdonolt, Lucas, Nodler et beaucoup d'autres nient l'existence de l'iode dans l'air et dans l'eau, se basant sur des expériences précises et prétendant que l'iode trouvé par Chatin provenait de l'usage de réactifs impurs.

« Cette théorie était donc délaissée bien que M. Chatin insistât sur l'exactitude de ses expériences. En effet, on trouve très souvent de l'iode dans les cendres des végétaux.

« Il est connu depuis longtemps que non seulement les plantes maritimes, mais aussi les animaux contiennent de l'iode en petite quantité. Il serait bien intéressant de rechercher si la quantité relativement élevée d'iode contenue dans les liminaires et fucus constitue une combinaison organique, c'est-à-dire si l'iode fait partie intégrante du corps de ces êtres, si sa présence est un phénomène normal ou accidentel.

« Après avoir terminé mes expériences, j'ai reçu de M. le docteur Fraenkel son article intitulé : *Ueber thyreoantitoxin der physiologisch virksame beston atheil thyreoidea* (*Wiener Medic. Blatter* 1895).

Le corps obtenu par M. Fraenkel sous la formule $C^6H^{11}Az^3O^3$, par ses modes de préparation et par ses propriétés n'a aucune relation avec l'iodothyrine obtenue par M. Roos et par moi.

Préparation de l'iodothyrine (thyroiodine)

« Dans nos expériences d'isolement de la substance active du corps thyroïde, l'action des produits obtenus sur les goîtres parenchymateux nous servait comme indice de sa présence. Cette réaction observée encore par MM. Eminghaus et Reinholt est si rapide qu'après un délai de deux à quatre heures, nous étions en état de juger de l'action des préparations obtenues.

« La plupart des observations ont été faites dans la clinique de M. le professeur Thomas et le docteur Eschbacher.

« Une fois la thyroïodine, substance active du corps thyroïde, reconnue comme combinaison organique d'iode nous avons trouvé une autre réaction à l'aide de laquelle l'isolement peut être poursuivi avec plus de succès.

· « Le point de départ de toutes nos expériences était ce fait fondamental que la substance active ne se décompose ni par la chaleur à 100°, ni par des acides minéraux concentrés.

« En versant HCl à 10 p. 100 sur la glande thyroïde découpée en petits morceaux et en le laissant agir quelque temps, la substance ne subit aucune modification. Si on neutralise alors HCl par la soude caustique et si on le fait évaporer, le corps sec obtenu employé en quantité correspondante à 1 gramme de la glande fraîche manifeste une action assez énergique sur les goîtres.

« En chauffant la glande thyroïde avec l'acide sulfurique dilué (1/10) pendant 22 heures on obtient la solution complète, de telle manière qu'il se forme un précipité en forme de flocons fins qui diminue à mesure qu'on prolonge l'action de la chaleur. La graisse qui est restée encore à l'intérieur de la glande surnage à la surface et peut être facilement enlevée après refroidissement.

« Nous employons quatre parties d'acide sulfurique pour une partie de glande. Et nous avons constaté que la substance active ne se décompose pas même après trois jours.

« Mais elle ne passe pas toute dans la solution il en reste une grande partie dans le précipité brunâtre qu'on sépare après le refroidissement de la solution acide.

« Le précipité obtenu a un poids égal à 3/4 ou 1/2 p. 100 du poids des glandes employées.

« La solution brune contient elle-même une quantité moindre de thyroïodine.

« En la neutralisant avec la soude caustique et en la réduisant jusqu'à 1/5 ou 1/6 de son volume par la vaporisation, on voit se séparer après refroidissement la plus grande partie de thyroïodine dissoute. La quantité de thyroïodine sera encore plus considérable, si l'on élimine la plus grande partie de H^2SO^4 à l'aide de $Ba\,CO^3$.

« Néanmoins la solution contient encore une certaine quantité de thyroïodine, dont la présence est révélée par l'action de cette solution sur les goîtres.

« Les dernières particules de la combinaison iodée peuvent être extraites de l'eau-mère par ébullition avec l'alcool, qui enlève la thyroïodine de même que les autres substances dont la séparation complète n'est pas facile à réaliser.

« La quantité principale de la substance active est contenue dans cette partie de la glande, qui reste non dissoute par l'acide sulfurique.

« Avant qu'on soumette la liqueur à la filtration on la laisse quelques heures dans l'eau glacée.

« Ce produit contient encore à côté de la thyroïodine de la graisse, des acides gras, etc. Pour le purifier, on le fait bouillir avec beaucoup d'alcool à 90 p. 100 ; la thyroïodine est alors dissoute complètement dans l'alcool. On soumet l'extrait alcoolique à l'évaporation au bain-marie ; on le triture avec du sucre de lait dans le rapport de 1/10. et on élimine les graisses et les acides gras à l'aide du pétrole éther, ou d'un mélange d'éther déshydraté et de

pétrole-éther. La trituration avec la lactose facilite notablement l'élimination des substances grasses.

« *La séparation de la thyroïodine et de la lactose se fait
de la façon suivante :* on dissout le mélange dans un peu
de solution de soude caustique diluée ; on oxyde cette
solution alcaline, la thyroïodine se précipite sous forme de
flocons. On la filtre, on la lave, et on la dissout de nouveau
dans la soude caustique, on fait précipiter par HCl ou
H²SO⁴. De cette manière on élimine une partie des
matières colorantes avec une faible perte de thyroïodine.

« Après la purification prolongée de thyroïodine et
après son dessèchement, il se dépose une certaine
quantité de poudre brunâtre, insoluble dans l'eau, peu
soluble dans l'alcool et très soluble dans les alcalis caus-
tiques ; elle contient beaucoup d'azote, près de 5 p. 100
de phosphore et de 10 p. 100 d'iode.

« La chaleur développe l'odeur de la pyridine : l'iode
entre en combinaison forte ; on peut l'isoler difficilement
par les alcalis, même l'amalgame de sodium agit très
lentement.

« Un milligramme de la thyroïodine préparée par les
procédés précédents et contenant un dixième d'iode, produit une action énergique sur les goitres, après un court
traitement. Il s'ensuit de l'expérience que cette action
est déterminée par la combinaison organique de l'iode,
qui se forme dans les glandes normales aux dépens des
particules d'iode contenues dans les aliments.

« Pendant cette préparation de la thyroïodine les
pertes d'iode vont jusqu'à 25 à 30 p. 100 ; pour les éviter,
on extrait la thyroïodine des glandes thyroïdes par l'in-
termédiaire de suc gastrique artificiel.

« Maintenu pendant deux jours à 40°, le suc gastrique dissout la substance des glandes tandis que l'iodothyrine reste complètement insoluble ; les solutions des hémi-albumoses et peptones ne contiennent pas d'iode, leur action même en quantité considérable sur les goîtres est donc nulle.

« Ici se présente à nous un nouveau problème : sous quelle forme chimique l'iodothyrine existe-t-elle dans la glande ?

« Le fait que l'iodothyrine en liberté, même en quantité très faible, se trouve dans la glande est prouvé par l'action des extraits aqueux et glycérineux de la glande thyroïde.

« Vingt-cinq grammes de thyroïdes de mouton sont réduits en morceaux et bouillis trois fois avec de l'alcool.

« Le résidu des solutions d'alcool contient l'iode, et la combinaison d'iode devient identique à l'iodothyrine, bien que la quantité d'iode contenue ne fasse que la quinzième partie de toute la masse d'iode.

« Plus riches en iode sont les glandes thyroïdes, plus grande est la portion de l'iodothyrine libre contenue dans les glandes.

« Les autres expériences ont démontré qu'on peut extraire par l'eau froide la plus grande partie de la combinaison iodique des glandes.

« Or, il reste toujours, dans le résidu insoluble, une portion assez considérable de combinaison iodique pour pouvoir agir sur les goîtres, bien que plus faiblement.

« La combinaison iodique peut être encore extraite par la glycérine à froid : après l'avoir fait agir sur la glande trois ou quatre fois, on obtient encore dans le résidu insoluble une quantité assez sensible d'iode.

« L'extrait obtenu au moyen de la glycérine additionnée d'alcool pur donne des précipités dans lesquels se trouve la plus grande partie de la combinaison de l'iode.

« Les autres expériences ont constaté que, avec des corps albuminoïdes, l'iodothyrine est combinée avec les graisses. Bubnow, qui a le premier recherché des corps albuminoïdes dans les glandes, les a extraits à l'aide de l'eau, solution du sel et solution étendue de potasse caustique. Aux trois corps différents qu'il a obtenus, il a donné le nom de thyréoprotéide. D'après lui ce corps, produit de l'échange général des matières, est un poison qui s'accumule après l'extirpation des thyroïdes et provoque les phénomènes de la cachexie.

« Nos travaux nous ont amenés à des résultats essentiellement différents de ceux qu'a obtenus M. Nottquine.

« Nous avons constaté que le principe actif de la glande thyroïde n'a rien de commun, ni avec le thyréoprotéide, ni avec un corps analogue et que dans cette glande l'iodothyrine est la seule substance active, tantôt en état libre, tantôt combinée avec les albuminoïdes, dont elle peut être séparée par l'action du suc gastrique ou des acides forts.

« Dans les expériences nombreuses, nous avons vu que la thyroïdine provoque tous les phénomènes caractéristiques de la thyroïodothérapie, notamment :

« 1° L'action sur les goîtres ;

« 2° L'influence sur l'échange des matières chez les animaux et les hommes ;

« 3° Les symptômes d'empoisonnement, si elle est employée en grande quantité ;

« 4° L'action utile des thyroïdes dans les cas de myxœdèmes.

« Le professeur Leichtenstein, de Cologne, qui a fait quelques observations sur l'action des thyroïdes pour le traitement des myxœdèmes, a constaté aussi l'activité de cette glande.

« Si on épuise trois ou quatre fois les glandes thyroïdes avec une solution saline à 0.75 p. 100, on obtient ordinairement toutes les combinaisons iodiques en dissolution Après avoir été dilué dans quinze volumes d'eau, cet extrait devient trouble, se précipite sous l'action de l'acide carbonique en flocons fins, qui bientôt se transforment en une sorte de réseau fibrillaire.

« La substance de la globuline contient une moindre portion de la thyroïdine que les thyroïdes; la thyroïdine peut être séparée par l'acide sulfurique. Quant aux goitres parenchymateux, cette globuline produit presque la même action que la thyroïodine elle-même et toute la glande thyroïde. Pour isoler la globuline en plus grande quantité, il faut agir sur l'extrait par les cristaux de sulfate de magnésium jusqu'à complète saturation.

« La solution séparée de la globuline après la filtration donne avec l'acide acétique à chaud un albuminoïde coagulé, contenant la plus grande partie de la thyroïodine.

« En faisant agir sur cette substance albuminoïde le suc gastrique ou en le faisant bouillir avec l'acide sulfurique étendu (1 : 10), on obtient de même une grande quantité de thyroïdine.

« Le deuxième albuminoïde manifeste toutes les propriétés de l'albumine et agit sur les goitres.

« Quand la solution aqueuse séparée de l'albumine coagulée par filtration est évaporée jusqu'à siccité le résidu ne contenant plus d'iode est inactif.

« On aboutit au même résultat, si on coagule immédiatement l'extrait sans avoir isolé d'abord la globuline.

« Ainsi au moyen des albuminoïdes on peut extraire toute l'iodothyrine que contiennent les thyroïdes. Les mêmes précipités des albuminoïdes peuvent servir à l'extraction continuelle de l'iodothyrine.

« Enfin, en faisant bouillir avec l'alcool l'albumine coagulée on met en liberté la thyroïdine, qui grâce à sa très faible solubilité est précipitée en même temps que les substances albuminoïdes.

« Il résulte de nos observations que l'iodothyrine comme telle se trouve en faible quantité dans les glandes ; sa plus grande partie est combinée à des substances albuminoides (Thyroïdo-albumine) et une petite partie avec une substance analogue à la globuline (Thyroïdo-globuline).

2. Le dosage de l'iode dans les thyroïdes

« Le fait que l'iodothyrine est une combinaison iodique a une très grande importance pour la thérapeutique, parce qu'il facilite le dosage, qui était impossible en employant les glandes thyroïdes ou leurs extraits.

« Les thyroïdes du mouton (et des autres animaux) ne contiennent pas toujours la même quantité de l'iodothyrine et les différences sont assez considérables, chez le mouton et chez les autres animaux, suivant les localités d'où ils proviennent.

« Pour le dosage direct de l'iode dans les thyroïdes, prenant en considération l'importance et la difficulté des pesées à cause des faibles quantités de matière dont on dispose, nous nous arrêterons sur l'analyse du poids.

« Après quelques expériences préliminaires nous nous sommes convaincus que la méthode calorimétrique de Rabourdin est la meilleure. On élimine d'abord les matières organiques par l'action des alcalis et du salpêtre à chaud, ensuite on isole l'iode de la solution aqueuse par l'acide sulfurique et on l'agite avec du chloroforme. L'intensité de la coloration du chloroforme correspond à une quantité d'iode qui est déterminée par la comparaison avec une coloration semblable obtenue au moyen de l'iodure de potassium. Nous nous servions de grands cylindres de verre de 20 centimètres de hauteur et 100 centimètres de volume.

« Pour atteindre la plus grande exactitude possible, nous avons employé les procédés ci-dessous :

« 1° On met dans un creuset d'argent 1 gramme de fibrine sèche, 5 c.c. d'une solution de 1 gramme d'iodure de potassium par litre contient par conséquent 5 milligrammes d'iodure de potassium et 2 grammes de soude caustique. Après avoir ajouté un peu de salpêtre (1/2 gramme), on chauffe le creuset jusqu'à dégagement d'acide carbonique.

« En ajoutant encore par intervalles un peu de salpêtre on finit par calciner tout. On dissout le résidu dans 25 à 30 c.c. d'eau, on filtre et on laisse refroidir la solution, on introduit 10 c.c. de chloroforme, on oxyde par l'acide sulfurique (1, 5) et on agite. Puis on verse la liqueur dans un des cylindres indiqués et on regarde quelle quantité il faut ajouter de la solution d'iodure de potassium dans le second cylindre, qui contient 10 c.c. de chloroforme, 50 c.c. d'eau, un peu d'acide sulfurique et quelques gouttes d'azotate de soude, pour obtenir la même coloration.

« Dans le cas qui nous sert d'exemple, il suffit d'ajouter 4,2 c.c. de la solution d'iodure de potassium dans le second cylindre pour obtenir la même coloration du chloroforme dans les deux cylindres. La perte de l'iodure de potassium pendant la fusion est égale à 8 milligrammes.

« On chauffe 1 gramme de fibrine sèche avec 1 milligramme de KI (iodure de potassium), soude caustique et salpêtre. La masse obtenue répondrait à 9 milligrammes d'iodure de potassium.

« La perte dans ce cas était égale à 8,1 milligrammes de KI (ou 6,76 milligrammes d'iode).

« La différence de coloration est plus nette, quand on emploie sur 10 c.c. chloroforme 2, 1, 5 milligrammes d'iode. Si la quantité d'iode est plus grande, la coloration devient si intensive que les faibles différences sont très difficiles à percevoir.

« Pour éviter cet inconvénient, il faut employer les cylindres plus grands ou 20 c.c. chloroforme, ou enfin répéter l'analyse avec une moindre portion de substance (1/2 ou 1/4). Si au contraire, la quantité d'iode ne dépasse pas 2 milligrammes, on procède comme nous venons de l'indiquer.

« Avec un peu d'exercice il est possible de calculer des différences de 1/10 de milligramme d'iodure de potassium (= 0,076 milligrammes d'iode).

« Ainsi, comme on le voit, la méthode décrite n'est pas tout à fait exacte. Elle a cet avantage de n'exiger pas beaucoup de temps et d'être adaptée au dosage approximatif de l'iode dans les glandes thyroïdes.

« Lorsque l'iode est en très petite quantité dans les substances analysées, la couleur du chloroforme ne tarde pas à pâlir ; pour cette raison le dosage doit être fait rapidement et sans interruption.

« Dans ce cas, il est mieux encore de transformer l'iode de la solution en iodure d'argent, sans avoir préalablement filtré le résidu de la calcination oxydé par l'acide nitrique ; ensuite on réduit l'iodure d'argent par le zinc et l'acide sulfurique et on poursuit le dosage de la façon ci-dessus-indiquée.

3. Sur la quantité d'iode dans les glandes thyroïdes du mouton.

« Nous nous sommes servi pour nos expériences des glandes thyroïdes qui nous étaient envoyées des abattoirs locaux de Dupperthal et de Paris.

« Le poids des glandes dépourvues de graisse oscillait en général entre 3 et 5 grammes.

« On trouve des glandes dont un lobe est plus grand que l'autre.

« L'analyse de trois portions différentes des glandes a donné pour 100 parties des glandes fraîches 28,2 à 30,4 parties de la substance sèche. La masse moyenne des derniers est égale à 29,5 pour 100.

« Pour le dosage de l'iode nous employons ordinairement 1 gramme de la glande desséchée à 100°. Si la quantité d'iode est trop faible, on répète les recherches avec 0,5 ou 0,2 grammes de la substance.

« Tous les dosages ont été répétés deux fois et la différence des résultats ne dépassait pas de 0,07 milligrammes d'iode. La correction d'une certaine perte d'iode pendant la fusion n'a pas été prise en considération.

« Les résultats obtenus sont consignés ci-dessous :

NUMÉROS	LE LIEU D'ORIGINE DES THYROÏDES	LE CONTENU D'IODE EN MILLIGRAMMES	
		DANS 1 GRAMME DE LA GLANDE SÈCHE	DANS 1 GRAMME DE LA GLANDE FRAICHE
1	Fribourg	0 9	0.26
2	—	1.0	0.29
3	—	1 3	0.38
4	Eberfeld	1.5	0 41
5	—	5.3	1.50
6	Paris	1.15	0.34
7	—	1.2	0.35

« Il s'ensuit de ces chiffres, que la quantité d'iode contenue dans les glandes thyroïdes varie selon le lieu d'origine de l'animal. Si même nous considérons le chiffre correspondant au numéro 5 comme tout à fait exceptionnel, il reste donc les variations de 0.26 à 0.44.

« Pour la comparaison de l'activité de l'iodothyrine avec celle des glandes fraîches ont été employés les glandes ici recueillies. Les résultats sont tout à fait les mêmes, si on remplace 1 gramme des glandes fraîches par 25 centigrammes ou 3 milligrammes d'iode sous forme d'iodothyrine.

« Comme l'iodothyrine s'introduit dans le corps en petites portions, il vaut mieux l'employer mélangée.

« L'iodothyrine fournie par la maison Bayer et C⁣ⁱᵉ contient dans 1 gramme de sucre de lait 3 milligrammes d'iode.

« Son action correspond à celle des glandes fraîches de même poids, qui ont relativement une moindre quantité d'iode.

« Les expériences ont démontré ce fait remarquable que l'action de l'iodothyrine sur les goîtres parenchymateux est plus rapide que celle des glandes fraîches.

« Pour expliquer ce phénomène, il faut se rappeler que la séparation de l'iodothyrine des albuminoïdes des thyroïdes se produit incomplètement et lentement, et que grâce au processus de la fermentation, (putréfaction) dans l'intestin, une partie de l'albumine de l'iodothyrine se transforme en produits inactifs.

« Si on traite l'iodothyrine en dissolution alcaline par l'amalgame de sodium, on obtient de l'iodure de sodium ; ce phénomène s'explique aussi par le processus de la fermentation (putréfaction) dans les intestins.

« L'iodothyrine elle-même s'absorbe si vite, qu'elle ne subit pas l'action de la putréfaction dans les intestins. »

CHAPITRE IV

EMPLOI DE CETTE SUBSTANCE DANS L'HYPERTROPHIE
THYROÏDIENNE. — DOSES, — PARTIES CLINIQUES

I. — Les doses

1° *Historique des doses des auteurs*

Treupel (dans le myxœdème), 2 grammes par jour.

Richter, suivant le cas, 2 grammes et 3 grammes.

Hening, chez les obèses, de 0 gr. 05 à 5 grammes par
jour.

Ewald, de deux à dix tablettes thyroïdiennes par jour,
ce qui représente 3 milligrammes d'iode.

2° *Doses de nos observations*

30 centigrammes d'iodothyrine par jour, ce qui répond
à 30 milligrammes d'iode.

1 gramme d'iodothyrine répond à 1 gramme de glande
fraîche.

30 centigrammes d'iodothyrine répondent à 30 centigrammes de glande fraîche.

II. — Résultats

1° Dans les goitres charnus (bons). Dans les autres
goitres (vieux chez les jeunes sujets, chez les vieux, col-
loïdes ou kystiques fibreux) (rien).

2° Dans les autres maladies, taille, accroissement, (bons). Consolidation des fractures (bons). Myopathie progressive (bons).

MÉDICATION THYROÏDIENNE DANS LES FRACTURES

Société nationale de médecine de Lyon
(SÉANCE DU 31 MAI 1897)

M. Poncet lit au nom du Dr G. Gauthier (de Charolles) un mémoire intitulé : médication thyroïdienne dans les fractures avec retard de consolidation.

Dans deux observations de fractures (fractures du tibia au tiers inférieur, du radius à la partie supérieure) avec absence de consolidation après plusieurs mois de traitement, la médication thyroïdienne amena promptement un cal solide. C'est la première fois que le traitement thyroïdien est employé dans le but d'activer la formation d'un cal retardé.

M. Lépine rappelle que l'année dernière il a publié un cas de myopathie progressive qui avait été très notamment amélioré par le traitement thyroïdien appliqué d'une façon énergique.

Après une rechute, un nouveau traitement a été également suivi de succès.

M. Lépine croit que lorsque la myopathie est au début, le traitement peut être d'une grande utilité ; après le cas qu'il a publié, et qui est le premier, un second a paru en Allemagne.

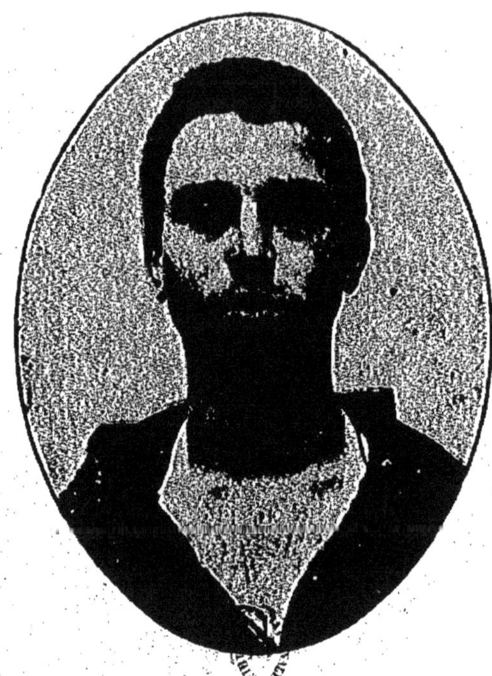

Joseph T., seize ans. — Goître charnu

CHAPITRE V

Observation I

Goitre charnu

Joly Joseph, âgé de seize ans. Entré à l'Hôtel-Dieu le 26 novembre 1893, salle Saint-Philippe. Service de M. Poncet.

Pas d'antécédents héréditaires. Comme antécédents personnels, éruption furonculeuse à l'âge d'un an, dans la région mastoïdienne droite, ayant laissé une assez vaste place cicatricielle gaufrée sous laquelle roulent quelques ganglions.

Depuis plus d'un an le malade avait remarqué que son cou grossissait. Il y a six mois commencement de gêne respiratoire : la course, l'action de monter les escaliers provoquait une dyspnée intense. Ces symptômes : gonflement et dyspnée, allaient croissant. Depuis un mois le malade ne peut plus boutonner ses cols.

La marche, même pas rapide, l'action de chanter suffisent à provoquer la dyspnée.

Le malade ne ronfle pas en dormant quoique dormant la bouche ouverte. La déglutition se fait normalement. Il supporte toutes les positions dans le lit et dort indifféremment sur les côtés ou sur le dos.

A la vue c'est la base inférieure du cou qui est gonflée, à la région d'attache des deux sterno-cléido-mastoïdiens se voient deux reliefs en forme de poires symétriques à pointe supérieure,

Ces deux reliefs se mobilisent nettement avec le larynx. Au toucher leur consistance est mollasse et pleine. Entre les deux se sent la trachée, qui pressée ne laisse pas explorer ses parties latérales.

Il n'est pas possible d'introduire le doigt derrière le manubrium du sternum, sans qu'on puisse dire néanmoins si la tumeur est plongeante au centre. La base de deux reliefs pyriformes se cache derrière le tiers interne des clavicules d'où elle se retire quand on provoque la déglutition.

État général parfait. Le malade n'est pas maigri. Examen des divers organes négatif. Pas de troubles basedowiens.

Mensurations :

1° Circonférence du cou à la circonférence de la base en passant en arrière par la proéminence 42 centimètres.

2° Circonférence du cou en passant en arrière à la racine des cheveux, en avant sur le larynx : 36 centimètres.

10 décembre. — Analyse des urines :

Phosphate..................	1.80	
Urée	22 gr. 70	par litre

5 janvier 1897. — Progrès très nets du côté de l'essoufflement.

Mensurations indiquent une diminution de la tumeur :

1° 30 (circonférence inférieure du cou par la proéminence)
2° 35 (circonférence larynx, racine des cheveux)

11 février 1897. — Rien de particulier à noter.
Mensuration :

1° 40
2° 36

On administre un cachet d'iodothyrine de 0 gr 30.

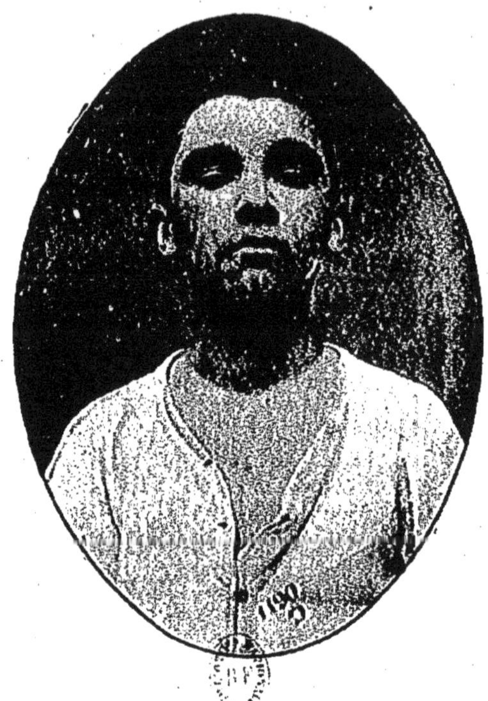

OBSERVATION II

Adolphe C., quatorze ans. — Goitre parenchymateux

OBSERVATION II

Goitre charnu

Cornand Adolphe, de Balbigny, enfant de troupe, quatorze ans, entré à l'Hôtel-Dieu le 7 janvier 1897, salle Saint-Philippe n° 21.

Pas d'antécédents héréditaires à noter sauf que la mère a un léger goitre. Elle est grande de taille, n'a de troubles d'aucune sorte, si ce n'est une tendance à la dyspnée.

A Balbigny (Loire) il existe quelques goîtreux. Le malade en pension à Billiom (Auvergne) a plusieurs camarades avec gros cous.

Comme histoire personnelle : jusqu'à sept ans le malade avait partout des éruptions, des squames et des croûtes, qui n'ont laissé aucune trace. Ses frères et ses sœurs n'ont pas présenté ces accidents.

Pas d'autres affections. La tuméfaction du cou pour laquelle entre le malade date de deux ans, mais longtemps auparavant, presque toujours, il y avait eu de l'essoufflement.

Le gonflement depuis le moment où le malade a constaté sa présence ne s'est guère modifié : la dyspnée augmente progressivement sans être très intense.

Actuellement le malade est en classe avec des enfants de son âge dont il a la taille. *Il a de bonnes places* et apprend facilement.

L'année dernière il a passé au conseil de revision pour devenir enfant de troupe et fut accepté.

La tumeur occupe la base du cou. Son volume est petit ; son grand axe horizontal a six centimètres environ.

Elle se compose de trois portions : une médiane, couchée au-dessus du manubrium, de 2 centimètres environ de large, de forme hémi-cylindrique ;

Deux latérales cachées derrière les attaches inférieures du sterno-cléido-mastoïdien, qu'elles tendent en avant quand le malade déglutit.

La consistance est charnue, épaisse ; la surface de la tumeur semble assez lisse.

La trachée, médiane, se perçoit immédiatement au-dessous des téguments, lorsqu'on l'examine au-dessous du lobe médian.

Mensuration : Point culminant proéminent 33 centimètres.

Commencement de traitement par l'iodothyrine le 12 janvier. Un cachet de 30 centigrammes par jour.

Le 25 janvier, moins essoufflé. Mensuration 32 centimètres. Examen de l'urine :

Volume (24 heures) 1,100 centimètres cubes
Acide phosphorique	1,39	°/₀
Urée	28,08	°/₀
Azote total....................	14,11	°/₀
— de l'urée...............	13,1	°/₀
Rapport azoturique...................	0,929	°/₀

Le malade quitte l'hôpital sans amélioration sauf l'essoufflement.

OBSERVATION III

Goitre charnu avec triage. — Nanisme.

Perret Jean, dix-huit ans, cultivateur, entre à l'Hôtel-Dieu le 11 décembre 1896, salle Saint-Philippe.

Antécédents héréditaires. — Mère morte d'une affection crânienne (?). Elle aurait été soignée à l'hôpital pour une maladie d'yeux. Elle était forte et de taille moyenne. Le père ne présente aucune tare physique.

Trois frères, trois sœurs, plus jeunes que le malade. Une des sœurs aurait les pieds bots. Point de goitreux. Point de nains.

Dans le pays du malade il n'y aurait à son dire que peu de goitreux comme lui.

Antécédents personnels. — Il y a quatre mois que le cou de Perret aurait commencé à grossir ; mais il y a cinq ans qu'il est oppressé. Il était à ce moment grand comme un enfant de son âge.

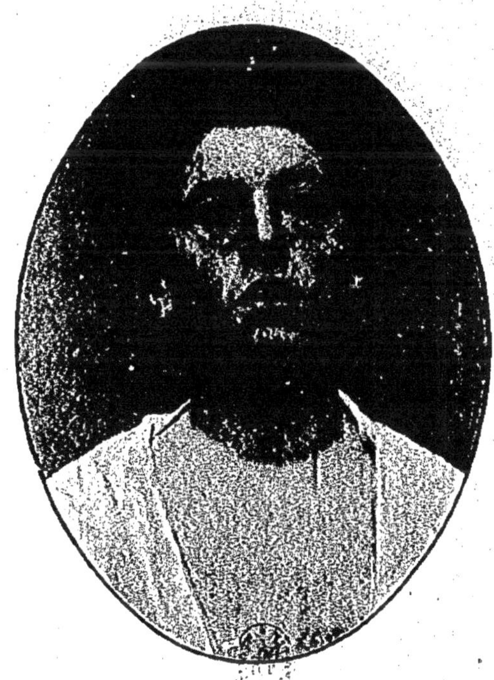

OBSERVATION III

Jean P., dix-huit ans

Il allait à l'école où il apprenait assez difficilement. Cependant il lit et écrit d'une façon satisfaisante.

« Mon père dit que je suis tombé malade à l'école parce que je n'avais pas l'habitude de courir. »

L'affection s'est installée insidieusement : la dyspnée et l'essoufflement ont été les premiers symptômes. Puis arrêt de croissance relatif.

Le cou, il y a quatre mois seulement, serait devenu dur et un peu gros.

Actuellement le symptôme capital est l'oppression. Le malade qui vient de la salle et qu'on a fait un peu parler a du tirage véritable. Les yeux sont saillants. La face angoissée. A chaque inspiration le menton et les épaules se soulèvent. L'air en passant par les narines, siffle.

Les contractions intercostales sont exagérées; au niveau de l'appendice xyphoïde la paroi épigastrique se creuse en fossette à chaque inspiration.

Le système veineux du cou est gonflé, surtout en avant. Le cou semble empâté et élargi, mais aucune tumeur saillante. A la palpation on sent deux masses charnues latérales, qui s'enfonçant derrière les clavicules sont fortement maintenues en arrière contre la trachée qu'elle comprime. Elle se soulevait sur le larynx.

Le malade parle comme un emphysimateux, de plus léger degré de bitonalité.

Aspect général. — La figure, petite, n'est pas d'un crétin. Les traits sont vieillis. Il existe de nombreuses rides aux yeux et au front qui donnent à la physionomie un air de tristesse, de vieillard. Les cheveux bruns, crépus, formant un véritable feutrage.

La taille générale est de 1 mèt. 13. Les membres peu vigoureux sont normalement développés.

Les organes génitaux sont ceux de son âge.

Le malade se dit vierge.

Peau généralement glabre.

Dimension du cou : circonférence inférieure du cou, 27 centimètres; circonférence par larynx et racine des cheveux, 33 centimètres.

18 décembre 1896. — Cachet de 30 centigrammes d'iodo-thyrine par jour.

5 janvier 1897. — Essoufflement bien diminué. Le malade n'a plus le tirage énorme et cette dyspnée signalée plus haut.
L'appétit semble augmenté.
Mensuration :

  A 34 circonférence inférieure du cou.
  B 35 circonférence par le larynx et racine de cheveux.

Consistance un peu dure.

25 janvier 1897. — A = 32.
       B = 35.

Essoufflement persistant, mais bien diminué.

2 mars. — Cessation du traitement.

Le malade quitte l'Hôtel-Dieu sans amélioration notable, sauf au point de vue de la dyspnée.

Analyse des urines

30 décembre. — Densité : 1023.

Urée..	26,20
Azote total	16,71
Rapport azoturique...........................	0,731
Acide phosphorique...........................	2,15
Azote	12,22

OBSERVATION IV
Goître charnu (cou en colonne)

Garnier, Clément, âgé de seize ans et demi, cultivateur, entré le 12 mai 1897 à l'Hôtel-Dieu, service de M. Poncet.

Antécédents héréditaires. — la mère de cet enfant avait un goître et d'autre part elle était née dans un pays où il existe (paraît-il) de nombreux goitreux, à Lebet dans le Jura.

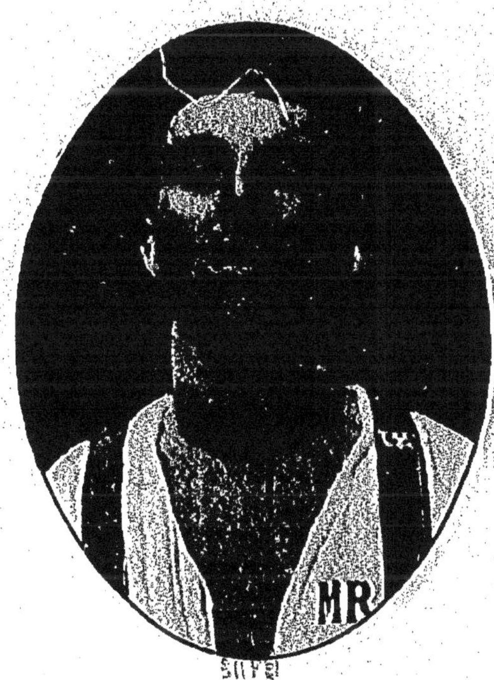

OBSERVATION IV

Clément-Victor G., seize ans

La mère est morte il y a douze ans d'une maladie inconnue. Le père il y a dix ans est mort aussi d'une maladie inconnue. Il n'avait pas de goître.

Ce jeune homme a, du côté de sa mère, une tante âgée de quarante ans environ, qui porte également un gros goître. Il ne peut pas nous renseigner sur les antécédents plus éloignés maternels.

En somme, goîtreux dans la famille de sa mère, rien dans la famille de son père.

Il entre pour un volumineux goître ayant débuté il y a un an et demi environ et ayant augmenté rapidement depuis.

C'est depuis un an que le cou a grossi et depuis la même époque que ce jeune homme a commencé à ressentir de l'essoufflement. Depuis deux mois, le travail est difficile pour ce motif et depuis quinze jours, toute peine est impossible.

La voix s'est enrouée, dit-il, depuis quelque temps. Il lui arrive même, par moments, de ne plus pouvoir causer. Tous les soirs picotements dans le gosier.

Actuellement on constate que les lobes du corps thyroïde sont hypertrophiés en masse : sous la peau, à l'œil nu on devine à la forme de la tumeur en fer à cheval quelle est son origine et sa nature.

Cette tumeur suit les mouvements du larynx, est mobile sous la peau, elle-même normale. En arrière d'elle bat la carotide.

Circonférence du cou = 41 centimètres.

Les lobes latéraux ont une hauteur apparente de 10 centimètres.

La corne supérieure vient à l'angle de la mâchoire, et la corne inférieure se perd derrière la clavicule. Il semble que le lobe gauche soit un peu plus épais, mais un peu moins développé dans le sens vertical que le droit.

Le lobe médian est hypertrophié, et pseudo-fluctuant, globuleux. Néanmoins il ne semble pas qu'il y ait des kystes de volume notable dans aucune partie de la tumeur.

La consistance est relativement dure, charnue sur les lobes latéraux ; un peu molle sur le lobe médian.

La voix est goîtreuse.

N. Critchvaroff.

8

La malade se plaint, par intervalles, de picotements dans la bouche, et de toux.

Peu de crachats, qui semblent plutôt venir du pharynx.

Développement intellectuel et physique paraît normal. Néanmoins la tête paraît plutôt un peu petite.

Rien dans les autres organes.

Le 15 mai on donne un cachet de 30 centigrammes d'iodothyrine par jour.

Le 30 mai le malade sort. Son cou a diminué sensiblement.

Le malade prend le même traitement chez lui. Il revient après quinze jours, c'est-à-dire le 15 juin. On a constaté à son retour une très grande amélioration.

Circonférence du cou de 41 centimètres, qui a été notée au début, n'est que de 38 centimètres à l'endroit le plus large.

Le malade est parti pour quinze jours encore chez lui. On lui a ordonné le même traitement et la même dose : 30 centigrammes d'iodothyrine.

OBSERVATION V

(Due à l'obligeance de M. le Dr Rivière)

Traitement à l'extrait tyroïdien

Femme X..., cinquante ans. Présentant depuis sa jeunesse un goître volumineux.

Habite la campagne, aurait des tendances nerveuses.

Pendant assez longtemps le goître fut bien supporté, mais depuis deux ou trois ans il s'accompagne de phénomènes nerveux vagues qui ne peuvent être nullement qualifiés de basedowiens et surtout de phénomènes de compression qui parfois réveillent brusquement la malade au milieu de la nuit.

La malade prend pendant un mois trois à quatre capsules thyroïdiennes par jour; elle n'avait suivi jusqu'alors aucun traitement sérieux pour son goître.

Actuellement les crises de suffocation et les phénomènes de compression ont complètement disparu.

Le goître ne paraît cependant pas à la vue s'être beaucoup modifié.

A la mensuration c'est à peine s'il a diminué de 1 cent. 1/2 à 2 centimètres.

Mais ce goître qui paraissait constitué par des masses kystiques et charnues a diminué de consistance : les masses sont beaucoup plus molles.

OBSERVATION VI

(Due à l'obligeance de M. le Dr Rivière)

Traitement à l'extrait thyroïdien

Jeune fille de quinze ans, récemment réglée. Très grande, très forte.

Tendance à la scoliose.

Goître un peu volumineux, paraissant constitué par une hypertrophie générale de la glande thyroïde, et par des kystes.

Comme la jeune fille à ce moment est sur le point d'être réglée, on peut se demander s'il ne s'agit pas d'une congestion critique ; seulement il y a une vraie tumeur volumineuse.

Un peu de nervosisme.

Capsules thyroïdiennes deux à trois par jour.

La jeune fille après avoir pris une centaine de capsules, va définitivement bien.

La tumeur a presque disparu.

Pas de phénomènes généraux.

CONCLUSIONS

I. — MM. Baumann et Roos ont démontré par des expériences et par des observations que l'iodothyrine (thyroiodine) est la substance active de la glande thyroïde, et que son action thérapeutique sur les goîtres charnus est plus rapide que celle de l'iode et des extraits thyroïdiens.

Pour expliquer ce phénomène, disent-ils, il faut se rappeler que la séparation de l'iodothyrine des albuminoïdes des thyroïdes se produit incomplètement et lentement, et que grâce au processus de la fermentation (putréfaction) dans les intestins, une partie de l'albumine de l'iodothyrine se transforme en produits inactifs.

L'iode métallique, disent-ils encore, facilite seulement la production de la matière active, qui s'élabore dans le corps thyroïde normal, tandis que la thyroiodothérapie introduit cette substance elle-même toute formée et prête à manifester ses effets bienfaisants.

II. — Les observations de traitement des goîtres par l'iodothyrine sont rares.

Les quatre observations que nous avons recueillies à la clinique chirurgicale de M. le professeur Poncet et les quelques faits publiés à l'étranger nous permettent d'affirmer que 1° l'iodothyrine a une action curative, souvent rapide, dans les goîtres charnus de volume modéré, d'origine relativement récente et chez des sujets jeunes.

2° Dans les goîtres charnus qui remontent par exemple à plusieurs années, l'action de l'iodothyrine peut être inefficace et nulle.

Il en est de même dans les formes uni et polykystiques. En pareil cas, le seul traitement, d'après M. le professeur Poncet, est le traitement chirurgical, c'est-à-dire l'enucléation des kystes. Tout traitement médical par l'iodothyrine, par les préparations iodurées est contre-indiqué.

Dans le myxœdème, le crétinisme endémique, le traitement thyroïdien a donné les meilleurs résultats.

Dans l'obésité, presque tous les auteurs qui ont employé le traitement thyroïdien notent de très bons résultats.

Les basedowiens n'ont ressenti aucune amélioration.

Dans les autres maladies traitées par la médication thyroïdienne les résultats sont trop peu connus pour qu'on puisse se prononcer favorablement.

III. — L'ingestion de l'iodothyrine augmente la proportion d'urée éliminée quotidiennement par l'organisme. Si l'on vient à établir le bilan de l'azote excrété, on constate que l'azote urinaire est en quantité supérieure à l'azote alimentaire.

Cet excès d'azote qu'on trouve dans les excreta ne peut être dû qu'à une destruction des substances azotées du corps; l'iodothyrine accélère donc le processus de désassimilation.

IV. — Les symptômes qu'on peut voir s'installer au cours du traitement par l'iodothyrine ne diffèrent pas sensiblement de ceux qu'on retrouve dans l'hyperthyroïdisation.

Céphalée, vertiges, anorexie, palpitations, insomnie et tremblement ont été notés ; ils disparaissent quand on suspend l'emploi de l'agent thérapeutique.

V. — On ne peut dire à l'heure actuelle quel est exactement le mode d'action de l'iodothyrine.

En résumé, l'iodothyrine nous paraît être l'agent thérapeutique de premier ordre, dans les goitres charnus récents chez des sujets jeunes.

Cette substance peut alors rendre les plus grands services, et entraîner la résolution d'hyperthrophies thyroïdiennes qui auraient résisté à une médication iodurée méthodique.

Vu :

LE DOYEN,

LORTET

Vu :

LE PRÉSIDENT DE THÈSE,

PONCET

Vu et permis d'imprimer :

LE RECTEUR,

G. COMPAYRÉ

INDEX BIBLIOGRAPHIQUE

BAUMANN ET ROSSEL... Zeitsch. f. physiologische Chemie, 1895-1896.

BAUMANN ET ROOS.... Zeitsch. f. physiologische Chemie, t. XXI, 1896.

BAUMANN .... Ueber das thyroiodin, München med. Wochenschr., 1896.

TREUPEL......... Recherches sur les échanges interstitiels dans le traitement thyroïdien (München medicinische Wochenschr. 1896.

HENNIG .... München. medic. Wochenschr. 1896, n° 13.

HILDEBRANDT .... La thyroïdine (zur pharmakologischen Kenntniss. des Thyroiodins, Berlin. Klin. Wochenschr. 1896, n° 37, et Gaz. hebdomadaire, 1896.

KOCHER .... Correspondenz bl. f. Schweizer Aerzte, 1895, Janvier.

HERTOGH .... De l'influence des produits thyroïdiens sur la croissance (Bull. Acad. méd. Belgique, 1895).

TRAITEMENT THYROIDIEN.. Wienner Klin. Wochenschr. 1895.

PIERRE-MARIE ...... Goître vulgaire, Société méd. des hôpitaux de Paris, 1895.

R. LÉPINE......... Des effets de la médication thyroïdienne dans la myopathie progressive. Semaine médicale, 1896.

Idem. Circulation du corps thyroïde, Lyon médical, 1896.

HUGOUNENQ .... La thyroïdine et le goître, Lyon médical, 1896.

N. CHITCHMAKOFF.

9

FISCHER . . . . *Rapports entre le corps thyroïde et les organes génitaux chez la femme, Semaine médicale,* 1893.

SOCIÉTÉ MÉD. DES HOPITAUX DE PARIS. . . . . *Du traitement thyroïdien dans l'idiotie myxœdémateuse, Semaine médicale,* 1896.

GAIDE . . . . *Traitement thyroïdien dans le goître, le myxœdème et le crétinisme endémique,* thèse de Bordeaux 1895, n° 46.

RICHTER . . . . *De la destruction des substances albuminoïdes dans le traitement thyroïdien, Gazette hebdomadaire,* 1896.

COUCHON . . . . *De l'iodure de potassium chez les goîtreux,* Société de thérapeutique, 1893.

SÉNÉ . . . . *Journal de médecine et de chirurgie pratique,* 25 mai 1893.